OBSERVATIONS

SUR L'EMPLOI

DU CYANURE DE MERCURE

DANS LE TRAITEMENT DE LA DIPHTHÉRITE

PAR

LE DOCTEUR BECK

— DE MONTHEY, EN VALAIS —

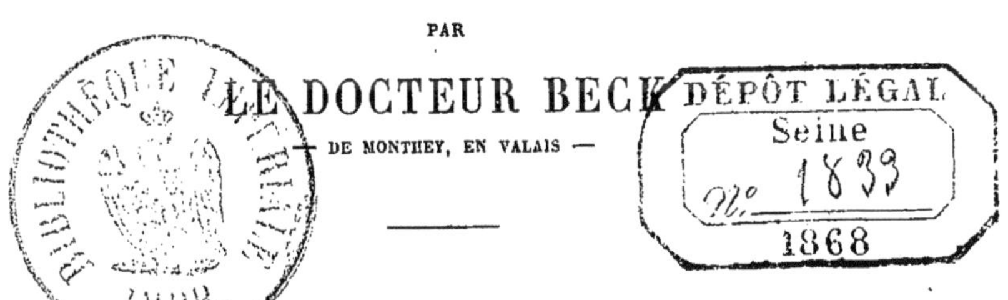

Je veux profiter de la circonstance qui réunit un grand nombre de médecins homœopathes pour faire connaître un nouveau médicament qui a donné de brillants résultats dans le traitement de la diphthérite épidémique. Peu de maladies sont aussi rapidement mortelles, bien peu le sont aussi fréquemment que celle-ci. Sans parler des insuccès habituels de la médecine officielle qui ne sait guère que décrire les phases de cette affection et les altérations anatomo-pathologiques qu'elle produit, je pense rester dans les limites du vrai en affirmant que la méthode homœopathique elle-même est souvent réduite à regretter l'insuffisance de ses armes actuelles contre cet adversaire. J'espère enrichir son arsenal d'un agent que je ne sache pas avoir été expérimenté avant moi dans cette affection ; cet agent est un enfant de notre loi du *similia similibus*, en vertu de laquelle je l'ai appliqué pour la première fois avec un complet succès dans un cas désespéré. Depuis lors, il a fait ses preuves dans de nombreux autres cas, et s'est montré si efficace que je vois en lui un des plus importants remèdes de la maladie en question.

On pourrait craindre que le génie épidémique régnant à Saint-Pétersbourg, lorsque le cyanure de mercure s'est trouvé si efficace entre mes mains et celles de mon savant ami M. le docteur de Villers, venant à se modifier, les résultats ne répondissent plus autant à la légitime attente du médecin, et par conséquent le *cyanure de mercure* n'ait dû qu'à des circonstances particulières ou locales la victorieuse influence qu'il a manifestée alors ; mais me fondant sur la double action pathogénétique du mercure et de l'acide prussique, je ne saurais partager ce sentiment. Le mercure appartient à la catégorie des corps à effets permanents (isodynamiques), quelles que soient les substances avec lesquelles ils peuvent entrer en combinaison ; et la production d'exsudats analogues à ceux de la *diphteritis*, par son emploi coupable ou inopportun, est hors de doute ; mais l'essence de la maladie comporte en outre une influence paralytique qui joue un grand rôle dans cette individualité pathologique. C'est pourquoi la virtualité mercurielle reste si souvent impuissante devant la diphthérite. L'acide cyanhydrique, qui est aussi isodynamique, vient compléter l'action du mercure, et produit en se combinant à lui un médicament qui embrasse la double indication que présente la maladie.

M. le docteur Curie proposait, dans le numéro d'avril 1867 du *Bulletin de la Société médicale homœopathique de France*, l'emploi du nitrate d'urane contre le diabète sucré et, en même temps qu'il s'en servait pour démontrer à nos confrères allopathes la vérité du principe qui nous guide, il le présentait comme pierre de touche aux homœopathes infinitésimalistes. A ceux-ci de prouver qu'avec ce sel élevé aux dynamisations, ils obtiendraient les mêmes résultats qu'avec l'azotate donné à doses pondérables. La maladie contre laquelle j'ai découvert la spécificité du cyanure de mercure est aussi facile à diagnostiquer que le diabète, sa marche ordinairement funeste n'est pas moins connue ; elle remplit donc, sous ce rapport, les conditions posées par notre distingué confrère aux médecins qui veulent apporter des preuves scientifiques de l'efficacité d'un remède. Le *cyanure de mercure* a été généralement administré à doses infinitésimales, depuis la 6e à la 30e dilution. On ne saurait contester après avoir lu les observations suivantes, ni l'appropriation de ce médicament pour combattre la diphthérite, ni le succès des dynamysations hahnemaniennes. Ce résultat me semble donc être une réponse indirecte, mais suffisante, au problème posé par notre confrère. Dans la diphthérite pas plus que dans le diabète sucré on ne saurait opposer le hasard, des coïncidences, le pronostic favorable de l'affection ou des erreurs de diagnostic ; l'expérience de tous les médecins serait là pour protester.

L'épidémie d'angine couenneuse poursuivant sa marche de l'ouest à l'est s'était répandue dans l'empire de Russie, où pendant les dernières années elle s'est manifestée avec un redoublement de fréquence et d'intensité. Souvent elle accompagnait la scarlatine et alors le pronostic était très-grave. J'ai traité par le cyanure de mercure onze cas de diphthérite simple ou compliquant la scarlatine ; soignés par moi dès le début de la maladie, tous les malades ont été guéris. Un douzième, qui m'a été remis au neuvième jour, quand les allopathes eurent déclaré tout espoir perdu, me permit encore de constater l'action du remède, quoique la malade ait succombé, au moment de la convalescence, à une paralysie des organes de la respiration. Des 11 premiers cas, 1 était d'une violence· exceptionnelle, 4 graves, 6 enfin ont été enrayés dès les premiers symptômes, parce que je m'étais déjà familiarisé avec l'idication du spécifique. Je crois suffisant de rapporter l'observation de la première catégorie, une de la deuxième et deux de la troisième ; enfin j'indiquerai rapidement les changements survenus chez la malade qui a succombé. L'emploi du cyanure de mercure m'a été suggéré par les deux observations rapportées par M. le docteur Simon fils, dans le *Bulletin de la Société médicale homœopathique de France* (avril 1863), et par une autre qui m'est personnelle. M. le docteur de Villers, père du premier malade sauvé par cet agent, ayant eu dès lors de nombreuses occasions de constater son efficacité, j'ai cru devoir compléter ma communication en l'appuyant des résultats obtenus par ce savant confrère, qui a bien voulu me transmettre des notes que je transcris presque intégralement à cause du grand intérêt qu'elles présentent. Je les ferai suivre de mes propres observations.

Extrait de la lettre du docteur de Villers.

« Mon cher confrère,

« ..... Faute de loisir..... il faudra vous contenter des remarques et résultats collectifs que je pourrai vous offrir ; en revanche, je crois que vous me connaissez trop bien pour que j'aie besoin de vous rassurer sur leur précision et leur rigoureuse exactitude.

« L'usage du *cyanure de mercure*, comme spécifique de la *diphthérite*, a été inauguré par vous dans le cas désespéré que vous avez observé avec moi sur la personne de mon fils. Faut-il vous rappeler l'effet foudroyant qui a jeté tous les assistants dans une stupéfaction joyeuse ? Non-seulement les parties gangrénées du velum palatinum avaient complétement disparu du jour au lendemain, mais encore étaient remplacées par un tissu neuf et frais, qui ne portait presque aucune empreinte du processus délétère dont il avait été vingt-quatre heures auparavant le siége et la victime. Depuis cette précieuse observation que je vous dois et qui vous assure mon éternelle reconnaissance, je n'ai pas manqué d'administrer le même remède héroïque dans tous les cas semblables à celui de mon fils, et cela avec le même succès, sans aucune exception. Ces cas, dont je ne puis vous donner le chiffre exact, n'étaient pas clair-semés dans ma clientèle, car vous vous rappelez que, durant l'hiver de 1863 à 1864, la diphthérite compliquée de croup torpide formait une épidémie très-étendue, qui, à l'aide du traitement allopathique, y compris la trachéotomie, livrait un nombreux contingent à la mort. J'ai traité dans ce temps plusieurs cas de la même maladie dans des familles qui vivaient dans la plus grande misère... et où le remède faisait seul les frais du succès, *et pas un décès*. Le tribunal le plus rigide ne voudra pas prétendre que j'entache ma statistique d'un cas que j'ai été appelé à traiter, et que j'ai vu pour la première fois cinq heures avant la mort, et environ douze jours après l'origine du mal. Il y a eu, à la même époque, des familles qui ont perdu tous leurs enfants, jusqu'au nombre de huit, dans le courant d'une semaine. Depuis l'hiver de 1865 jusqu'à l'époque actuelle (24 avril 1867), je n'ai pas discontinué de traiter des cas sporadiques de *diphtheritis* sans complication laryngienne, et le nombre en est très-grand ; ceux d'entre eux qui compliquaient la scarlatine y sont en minorité. L'un des derniers se répétait après huit jours de convalescence, et cette récidive faisait à son tour place à la santé. Un autre a été subitement changé en ulcères tuberculeux qui tapissaient le palais et le pharynx ; *alumina* en a fait raison (cette dernière affection, si rare qu'aucun compendium d'anatomie pathologique n'en fait mention, a été observée par moi deux fois dans le cours d'un quart de siècle. L'*alumina* y a gagné ses éperons de spécifique).

« J'ai traité bon nombre de cas de *diphtheritis* pendant les étés de 1864-65 et 66, même à la campagne, et, entre autres, l'année dernière, la cadette de la famille O..... L'organisme de cette pauvre enfant n'est pas autre chose qu'un mélange de scrofulose maternelle et de sycose paternelle. Je la traitais d'un catarrhe chronique du vagin..... lorsque la maladie éclata. Comme la famille habitait la campagne depuis plusieurs semaines, les parents donnèrent *belladona* dès que la petite se plaignit de douleur à la gorge, et je ne la vis que le quatrième jour. Le palais, la langue, toute la surface muqueuse de la bouche, étaient jonchés de plaques, la peau brûlante, le pouls innombrable et petit ; l'enfant n'ayant plus pris de nourriture depuis quarante-huit heures, était arrivée au dernier degré de prostration ; le bras ou la jambe que je soulevais retombait inerte ; l'urine était rare. Il fallait encore une demi-journée pour apporter le remède de la ville. C'était *cyanure de mercure*, 12ᵉ dilution centésimale..... L'enfant fut entièrement remise au bout d'une semaine à compter depuis les premiers signes du mal.

« Un autre cas me restera à jamais mémorable. Vers la mi-août, j'ai été appelé à Tsarskoé-Célo (21 kilomètres de Saint-Pétersbourg), auprès d'un homme de 34 ans, dont j'avais fait la connaissance en ville deux mois avant cette époque ; c'était un poitrinaire. Les premiers jours de ce mois, ses forces, qui depuis des années déclinaient déjà beaucoup, baissèrent tout à coup, tandis que la maigreur augmentait visiblement. Sa femme crut voir arriver la fin qu'on attendait au reste depuis deux ans à cause de la phthisie, et, ne voulant pas me déranger pour me demander des conseils qui ne devaient plus avoir aucune chance de succès, elle se contenta d'appeler deux médecins de la localité. Ceux-ci, en apprenant que le malade sentait de la douleur et de la difficulté en avalant, au point qu'il ne pouvait prendre qu'un peu de lait ou de bouillon, ne se donnèrent pas même la peine de jeter un regard dans l'intérieur de la bouche, et, voyant anémie et faiblesse, ordonnèrent des doses massives de *sulfate de quinine*. Après cinq jours de ce traitement, la famille du malade, voyant que la difficulté de déglutition arrivait à son comble, c'est-à-dire à l'impossibilité, céda au désir du malade de mourir entre les bras caressants de l'homœopathie. J'arrive auprès du moribond (*sic*), j'examine l'intérieur de la bouche et je vois : palais, langue, amygdales, etc., tout tombant en lambeaux gangréneux que j'enlève en partie avec le manche de la cuiller, en découvrant des surfaces muqueuses saignantes. La toux, faible, n'amène plus aucune expectoration. Depuis deux jours le moribond a refusé toute nourriture. Face livide, peau sèche, roide comme du parchemin, mains et pieds froids, pouls à 140 et petit, presque vide, selles liquides, pas très-fréquentes, dans lesquelles on reconnaît facilement des détritus de la muqueuse digestive. Vous vous doutez du pronostic ; cependant je prescris le *cyanure de mercure*, 12e centésimale, et des lavements de bouillon. On dut aller chercher le remède en ville.

« Le lendemain on m'écrit : Venez, cher docteur, poursuivre votre œuvre, le malade va mieux... J'arrive. L'intérieur de la bouche est balayé, quelques petites plaques blanches se trouvent encore par-ci par-là, sur un fond d'un rouge assez vif. Le malade avait demandé et avalé une demi-tasse de lait, et avait dormi une grande partie de la nuit. Il n'y a plus eu qu'une seule selle simplement bilieuse ; les extrémités participent à la température modérée de la surface cutanée ; le pouls est à 90, un peu plus plein ; la toux un peu plus énergique a de nouveau amené l'expectoration habituelle. Continuer le *cyanure de mercure*, une goutte toutes les quatre heures. Le surlendemain toute trace de l'affection diphthéritique a disparu. Le malade peut sans aucune difficulté prendre de la nourriture et passer une partie de la journée hors du lit..... Quinze jours plus tard sa femme vint m'annoncer sa mort. Le défunt avait passé dix jours, après la guérison de la diphthérite, sans souffrir le moins du monde, et un beau matin s'était éteint doucement, presque sans agonie. Cette guérison de la diphthérite, si près de la mort préparée de longue main par la phthisie, est plus capable que toute autre succès de démontrer l'action spécifique irrésistible du cyanure de mercure.

« J'ai traité, il a deux ans, une pauvre femme vivant dans la misère. Elle était atteinte d'une fièvre typhoïde qui, au milieu de son cours, s'est compliquée de diphthérite. Même traitement, même succès.

« ..... Je ne puis passer sous silence une autre expérience à laquelle la connaissance des vertus spécifiques du remède en question a donné lieu. Pendant l'hiver de 65 à 66, j'ai été appelé auprès d'un enfant de trois ans, qui, durant la première dentition à l'âge d'un an, avait été pris de convulsions violentes qui, à l'aide du traitement allopathique, avaient laissé une paresse des suppinateurs, du deltoïde et des fléchisseurs du fémur du côté gauche. Au moment de ma visite, après des convulsions répétées, l'enfant présentait tous les symptômes d'une affection hydrocéphalique dont la *bellad.* suivie de *phosph.* fit raison au bout de trois jours. Je croyais ma tâche accomplie. Le lendemain de ma dernière visite... le père vint m'annoncer que l'enfant n'avait pas dormi depuis vingt-quatre heures ; j'accours..... je constate : pouls à 140, dur, plein, heurtant le doigt. Je mets la main sur le cœur qui bat à rompre les parois du petit thorax. J'applique l'oreille : des sons très-réguliers, pas de difformités organiques. Une idée me traverse l'esprit, et je me dis : la *diphtheritis* est le génie épidémique régnant ; cette maladie se distingue particulièrement par sa tendance vers la paralysie, surtout du cœur ; si elle conduit à la mort, c'est surtout en vertu de cette tendance ; en cas d'épidémie l'on observe fréquemment la participation d'autres affections au caractère de la maladie régnante ; cette action excessive du cœur que j'ai devant moi comme symptôme unique détaché de l'affection précédente des centres nerveux, n'appartiendrait-elle pas, en partie, au génie épidémique régnant tendant vers la paralysie du cœur ? Dans le *cyanure de mercure* qui triomphe de ce génie, les deux éléments qui le constituent se partage évidemment la tâche. Le *mercure* est le spécifique local, périphérique, tandis que *l'acide hydrocyanique* répond à l'affection simultanée des centres nerveux. Cette chaîne de conclusions me traversa l'esprit beaucoup plus rapidement que je ne puis le dire ou l'écrire, et me conduisit à l'ordonnance de l'*acide hydrocyanique*, 30ᵉ, qui en forma pour ainsi dire le dernier anneau. C'était à huit heures du soir. Le lendemain, entre dix et onze heures, je revis l'enfant ; je vous citerai textuellement la relation des parents. Après avoir pris la première et seule dose d'*acide hydrocyanique*, 30ᵉ, l'enfant s'est endormi au bout d'une heure, c'est-à-dire à neuf heures, et a continué à dormir d'un trait jusqu'à dix heures du lendemain. Je le trouve occupé à prendre son déjeuner ; le pouls est à 80, l'action du cœur réduit à sa norme.

« Après cette digression, je vais terminer par le commencement. Mon fils unique, ayant apporté au monde des dispositions rachitiques très-prononcées et réduites au néant par l'usage prolongé de *calcar. carb.*, a subi à l'âge de huit mois une violente commotion des organes de la poitrine et de la cavité abdominale, en glissant des bras de sa nourrice sur le pavé..... A l'âge de sept ans et trois mois, en plein mois de février, l'enfant, sollicité par ses camarades et professeurs, se livra au grand air à un long exercice de déclamation..... Cette aventure devait donner naissance à la terrible maladie qui nous a tant affligés, tout en donnant lieu à la précieuse expérience thérapeutique dont vous êtes l'auteur. Le lendemain, l'enfant rentra de l'école un peu défait, pâle et sans appétit. Vers le soir, il se plaignit de douleur à la gorge ; après avoir exploré à la lumière et trouvé les amygdales et le velum palatinum très-rouges et enflés, en outre les mains et le front chauds, le pouls accéléré, je donne *bellad.* La nuit est très-agitée, le sommeil souvent interrompu ; le lendemain matin, je fus d'abord frappé par une prostration de forces comme je n'en avais jamais observée dans aucun cas de simple angine. Aussi n'était-ce plus cela, car en jetant un regard dans la bouche je trouvai les deux amygdales tapissées de petites plaques. Teint livide, pouls très-accéléré, petit ; sécheresse de la bouche et du gosier ; soif ; appétit nul ; les douleurs de déglutition continuent. Cette face de la maladie ne reflétait plus le type de *belladona ;* je la remplaçai par *arsenicum.* Vers la nuit les plaques étaient devenues plus rares ; j'aurais bien voulu trouver là dedans un commencement d'amélioration, mais l'enfant ayant refusé toute nourriture pendant la journée, paraissait encore plus défait que le matin. Continuer *arsenicum.* Quelques moments après minuit j'entendis les sons rauques et aboyants de la toux du croup ; la toux était accompagnée et suivie d'angoisse suffocative, après laquelle le petit malade retombait comme anéanti sur sa couchette. Le pouls était innombrable. Croyant reconnaître dans ces symptômes la forme torpide du croup, je donnais *iodium* au lieu d'*arsenicum,* qui me parut avoir produit un effet suffisant par rapport à l'affection primitive. Les symptômes croupaux subirent une diminution sensible au bout de deux fois vingt-quatre heures, tandis que l'état général du malade : fièvre adynamique, prostration, inappétence, indifférence, allaient en augmentant..... A votre arrivée, pour vous mettre complétement au fait, je fis violence au malade pour vous faire voir les parties malades..... Vous savez le reste. J'ajouterai seulement qu'après la restitution presque instantanée du tissu gangréné, la fièvre adynamique ne discontinua pas aussitôt et dut être combattue par *acid. nitric.* 30ᵉ, qui réussit si bien et si complétement, que deux semaines après l'aventure déclamatoire l'enfant put reprendre le chemin de l'école.

« Je terminerai par quelques généralités. La présence de plaques muqueuses dont l'extension varie entre celle d'une tête d'épingle et celle d'une lentille sur les membranes tuméfiées et d'un rouge foncé, sur les membranes de la bouche, du palais, du pharynx, est devenue pour moi l'indication la plus précieuse du *cyan. de merc.* Souvent je n'ai pas même attendu le développement de ce symptôme lorsque l'angine commençante était accompagnée d'une prostration de forces extraordinaire, inappétence complète, pouls ralenti ou accéléré. Si l'on voulait dire qu'en tous ces cas d'angine où j'ai donné le *cyan. de merc.*, une certaine majorité n'eussent point été des diphthérites, je n'y ferai aucune objection. Toujours est-il que ce remède amenait sans exception un décours heureux et *prompt*. J'ai cru aussi devoir donner le même remède dans des cas d'angine très-légers, lorsque dans la même famille un cas de diphthérite s'était déjà montré..... Quant à la dose, vous vous rappellerez que nous avons commencé par le nᵒ 6 centés. Plus tard pour des enfants en très-bas âge, j'ai ordonné le n° 12 centés. Très-satisfait de l'action prompte et précise de cette dose, j'ai encore monté l'échelle de Hahnemann jusqu'au n° 30, dont je ne redescends que très-rarement, pour des raisons puisées dans certaines individualités..... J'ai pu distinguer une forme de l'angine qui devra suggérer l'ordonnance du *cyan. de merc.* à quiconque serait en train d'observer en même temps des cas fréquents de diphthérite, et donnerait son spécifique les yeux fermés. Gare à la routine! La surface muqueuse du palais et du pharynx, quelquefois même celle de la bouche, à l'exception de la langue, paraît être une seule plaque. Ce n'est pas cela. En y regardant à deux fois, l'on aperçoit la membrane muqueuse comme boursouflée (en allemand : *aufgelockert*) et d'une transparence albumineuse. Dans ces cas-là le *cyan. de merc.* ne produit aucun effet, et c'est l'*acid. nitric.* qui prend sa place avec un complet succès.....

« D^r DE VILLERS. »

Saint-Pétersbourg, le 24 avril 1867.

PREMIÈRE OBSERVATION. — M..., commis de l'imprimeur F..., perspective de Newsky, âgé de 25 ans, jouissant d'une bonne santé à l'exception d'une éruption de couperose qui occupe le nez et les joues, se plaint de courbature, de malaise extrême, de céphalalgie accompagnée de frissons et d'un peu de sécheresse douloureuse de la gorge, avec perte de l'appétit. Je le vois le lendemain et je constate : gonflement, rougeur et sécheresse intenses du palais mou, de la luette, des amygdales, du pharynx ; besoin continuel d'avaler avec douleur lancinante s'aggravant extrêmement par le mouvement de déglutition ; sensation d'étranglement dans la gorge ; douleurs au cou et vers les angles des mâchoires au moindre mouvement de la langue qui est tuméfiée vers sa base ; endolorissement des tissus au-dessous de la mâchoire inférieure ; soif ardente, très-grande faiblesse, pouls dur, fréquent, peau halitueuse, urine rouge et brûlante, selle normale. *Belladona* 6ᵉ, cinq gouttes dans dix cuillerées d'eau ; à prendre une cuillerée toutes les heures. Le soir aggravation des même symptômes. *Belladona*, 3ᵉ, *ut suprà*.

Le troisième jour un peu d'odeur spécifique de la bouche, pleine de salive gluante ; gonflement de toute la langue, rougeur violacée des parties enflammées ; douleurs de la gorge très-intenses ; difficulté d'avaler augmentée ; quelques taches blanc grisâtre sur la luette, les tonsilles et le pharynx ; enrouement et toux creuse, excitée surtout en parlant ; enchifrènement, nez douloureux, suintement muqueux par les narines dont l'ouverture est rouge et tuméfiée ; gonflement douloureux des glandes salivaires, roideur douloureuse de la nuque. Les symptômes généraux persistent et la prostration est très-grande. *Mercurius viv.*, 6ᵉ, *ut suprà*. Le soir je constate que l'éruption s'étend et que de nouvelles taches ont paru ; la toux a augmenté, le malade est presque aphone, la respiration devient pénible comme si la glotte s'obstruait. Disparition de l'*acné rosacea*. *Mercur. viv.*, 4ᵉ, toutes les demi-heures.

Quatrième jour au matin. La nuit a été très-mauvaise, la dyspnée a augmenté et le malade a éprouvé de grandes angoisses ; le pouls petit, fréquent (115-120), est déprimé, la peau est brûlante et l'urine très-rare. Tous les symptômes locaux sont aggravés : l'éruption atteint la partie intérieure des lèvres et des joues, les gencives, le dessous de la langue, la partie antérieure du palais; les taches diphthéritiques des jours précédents se sont étendues en largeur et en profondeur; les portions de muqueuse non encore envahies ont un aspect violacé; la déglutition est presque impossible, et une gêne douloureuse à la partie inférieure du col et derrière le sternum fait supposer que le mal s'est étendu à l'œsophage. Le nez est gonflé, chaud, entièrement obstrué; les yeux sont injectés et larmoyants; l'enflure des glandes sous-maxillaires et parotides a beaucoup augmenté et s'étend même aux parties latérales et postérieures du cou; la toux est plus fréquente et accompagnée de suffocation; la face est livide.

Depuis ce moment jusqu'au sixième jour la marche funeste de la maladie fait d'incessants progrès; le visage se tuméfie, les glandes salivaires acquièrent un énorme volume; on voit des fausses membranes jusqu'au bord des narines, desquelles s'échappe une sanie âcre et fétide; l'odeur spécifique de l'haleine devient putride; toutes les parties internes que l'œil peut atteindre sont recouvertes d'une couche épaisse, grisâtre, sans solution de continuité; la langue dépasse les arcades dentaires. Le malheureux malade tient sa bouche entr'ouverte et fait de continuels et violents efforts pour respirer et se débarrasser des matières qui obstruent le passage si réduit, qui permet encore à un peu d'air de pénétrer dans les poumons; la toux n'a rien perdu de son caractère et achève de l'accabler; le pouls est misérable vers 150; l'urine est supprimée depuis le cinquième jour. Le malade montre avec la main qu'il souffre de l'estomac, car il ne peut plus parler, la douleur et le gonflement énorme de la langue mettant obstacle au moindre mouvement de cet organe.

Il a pris pendant les derniers jours *iodium*, 3ᵉ, *bromium*, 3ᵉ, *merc. corros.*, 3ᵉ, *apis*, 6ᵉ, et tout annonce que le dénoûment fatal approche, car une chaleur mordicante aux extrémités, de la somnolence avec sub-délirium, l'irrégularité et la faiblesse du pouls sont les indices de l'asphyxie commençante. Persuadé que le mal a envahi les petites bronches, je n'insiste pas sur la trachéotomie que j'avais conseillé de faire pratiquer par acquit de conscience. C'est à ce moment que je prescris *merc. cyan.* 6ᵉ, cinq gouttes dans dix cuillerées à café d'eau, à prendre toutes les demi-heures. Quatre heures plus tard je revois le mourant, et je constate avec une indicible satisfaction comme une détente dans la maladie. La toux est plus grasse, moins suffocante, le pouls s'est un peu relevé, la somnolence est moindre. Continuer.

Le soir, l'amélioration est incontestable, la somnolence a disparu, l'intelligence est libre, la déglutition plus facile; la toux est grasse, la dyspnée beaucoup moindre, le malade a rendu un peu d'urine foncée, la chaleur mordicante n'existe plus. Éloigner les doses, une toutes les heures. La nuit du sixième au septième jour est relativement bonne, un sommeil réparateur dure environ trois heures. De larges et épais lambeaux de fausses membranes sont rejetés par la toux, et au fur et à mesure les symptômes de la respiration et de la gorge s'amendent. La face d'adhérence des lambeaux présente une surface purulente et sanguinolente, et ce détritus répand une odeur fétide.

Le huitième jour, au matin, le malade m'annonce à

voix basse qu'il se sent beaucoup mieux, la gorge plus libre, et il commence à pouvoir fermer la bouche sans manquer d'air. Il tire de son nez des lambeaux qui représentent la forme des cavités nasales ; le pouls plus large et plus résistant est à 90-100, la peau moite, d'une température normale ; la tuméfaction des glandes salivaires et des tissus avoisinant est sensiblement moindre, le visage a une meilleur teinte ; un peu d'appétit se manifeste. La nuit a été tranquille, et le sommeil a duré plus de six heures, entrecoupé cependant par la soif et la toux. *Cyan. de merc.* toutes les deux heures.

Dans la journée ont lieu plusieurs selles liquides, brunâtres, horriblement fétides, contenant une quantité extraordinaire de volumineuses fausses membranes. La toux, qui excite des efforts de vomissement, en fait sortir autant par la bouche. Mixtion à deux reprises d'une urine plus abondante et plus claire. Le pouls est à 85-90 le soir, la faiblesse beaucoup moindre.

Le neuvième jour, la langue est presque revenue à son état normal et ses mouvements sont faciles ; le pharynx, rapidement examiné, n'offre plus que quelques petits îlots diphthéritiques ; seule, la luette est enveloppée d'une couenne épaisse qui l'entoure comme un bout de doigt de gant, laquelle a persisté jusqu'au douzième jour, faisant contraste avec le retour des parties voisines à leur état naturel. La tuméfaction des lèvres a presque entièrement cessé. La muqueuse de la bouche et du pharynx est encore d'un rouge foncé ; dans plusieurs endroits on constate avec évidence qu'elle a subi une perte de substance ; mais le malade, encore très-affaibli, ne se prête qu'avec répugnance à mon examen, que je dois par conséquent abréger. Il a eu une nuit excellente et un sommeil profond, duquel il est sorti avec un sentiment de grand bien-être, mais aussi avec un vif désir de repos. Le suintement par le nez, qui était devenu sanguinolent, est presque tari; l'odeur putride de la bouche est insensible; la toux entraîne encore de nombreux lambeaux, mais elle n'est plus pénible; la voix, encore mal timbrée, est cependant plus claire et plus forte; la parole est rauque. Deux selles dans la journée, moins abondantes, mais avec les mêmes caractères que les précédentes. Appétit prononcé. Urines claires, le malade ne souffre plus en les rendant.

L'amélioration fit des progrès réguliers les jours suivants, au point que le dix-septième, il ne restait qu'une assez grande faiblesse, un peu de toux grasse, de la pâleur et une grande maigreur. Le *cyan. de merc.*, continué jusqu'alors à doses progressivement plus rares, est supprimé depuis ce moment et remplacé par *china* 30ᵉ, puis *arsenicum* 30ᵉ.

Il est impossible de ne pas admettre, en voyant l'énorme quantité de fausses membranes rejetées par la toux, les vomissements et les selles, que la maladie avait envahi non-seulement les bronches, mais encore l'œsophage, l'estomac et le tube intestinal; cependant je n'ai rien constaté à l'anus.

Environ un mois plus tard, alors qu'il ne restait aucune trace de la maladie, à l'exception d'un peu de pâleur, survinrent des symptômes de paralysie du gosier et des extrémités inférieures et supérieures. Difficulté d'avaler les aliments solides et liquides, toux au moment de la déglutition, sensation comme si le sujet marchait sur des ballots de coton, mains saisissant mal les objets, surtout s'ils sont peu volumineux; si le regard n'accompagne pas la main, celle-ci ne se rend pas compte de la forme des objets. Engourdissement fourmillant des extrémités. Aucune autre modification de la sensibilité générale et spéciale. *Causticum*, 30ᵉ, *cocculus*, 30ᵉ, *rhus tox.*, 30ᵉ, guérirent en une quinzaïne de jours. L'*acné rosacea* reparut pendant la convalescence.

Ce cas étant le second où j'ai eu l'occasion d'appliquer le spécifique, je n'étais pas encore familiarisé avec ses effets; aussi avais-je cru devoir instituer le traitement, en appelant à mon aide les anciens médicaments homœopathiques. Leur effet a été presque nul, tout au plus peut-on leur attribuer un très-faible ralentissement dans la marche de la maladie, qui m'a permis de regagner le temps perdu. L'action du *cyan. de merc.* n'en a été que plus éclatante. Dès-lors je n'ai plus hésité à l'appliquer aussitôt que se manifestait son indication.

Je ferai observer qu'un ouvrier de cet atelier, atteint de la diphthérite en même temps que le commis, fut envoyé à l'hôpital, où il succomba dans le courant du cinquième jour.

Deuxième observation. — M. d'O..., Canal-Moika, 28, âgé de 13 ans, se plaint de frissons, de courbature, de céphalalgie frontale. Le second jour, les symptômes généraux sont plus intenses, la peau devient chaude, le pouls plein et précipité; le malade accuse une sécheresse douloureuse de la gorge dont la muqueuse est, en effet, tuméfiée et d'un rouge foncé; les glandes sous-maxillaires sont endolories et gonflées. L'enfant n'ayant pas eu la scarlatine, et cette maladie régnant épidémiquement en ce moment, je préviens ses parents que nous assistons probablement à la première période de l'évolution de cette maladie. *Bellad.*, 6ᵉ, en solution, une cuillerée toutes les quatre heures. A ma visite du soir, augmentation des symptômes généraux et locaux ; il y a eu une selle normale dans la journée, un peu de toux creuse ; soif vive, tension douloureuse au front, yeux rouges, gonflés, appétit nul.

Le troisième jour, au matin, je constate la présence des taches caractéristiques de la scarlatine, et l'on me dit que l'enfant a déliré pendant la nuit. Déglutition extrêmement douloureuse, glandes salivaires très-tuméfiées, sensation pénible d'âpreté et de corps étranger à la partie postérieure des fosses nasales, enchifrènement, toux croupale fréquente, respiration embarrassée, avec effort comme pour vaincre un obstacle, voix nasonnante, endolorissement des parties latérales et postérieures du col. A l'examen local, je constate : tuméfaction des lèvres, des gencives, de la langue et du gosier, qui sont d'un rouge foncé, mouvements douloureux de la langue, salive épaisse, filante, odeur caractéristique (mercurielle) de la bouche, larges taches d'un gris jaunâtre sur la luette, les amygdales et le pharynx. Adynamie, pouls à 150, petit, encore résistant. L'angine concomitante de l'exanthème offrait donc tous les caractères d'une *diphtheritis*, et le pronostic était, en conséquence, bien douteux, car on annonçait de tous côtés des cas de scarlatine diphthéritique suivis de mort. Cependant, m'appuyant sur les résultats que j'avais obtenus chez le fils de M. le docteur de Villers et chez le sujet de l'observation précédente, je crus pouvoir rassurer la famille du malade, malgré la rapidité avec laquelle les fausses membranes se formaient et s'étendaient en surface et en profondeur, en se compliquant d'une adynamie extrême.

Prescription : cyan. de merc., 6ᵉ, trois gouttes dans dix cuillerées d'eau, à prendre par cuillerée toutes les heures ; le médicament est administré vers midi. Le soir (sept heures), état stationnaire. *Merc. cyan.* toutes les deux heures.

La nuit est meilleure que la précédente et les symptômes subjectifs de la gorge s'amendent. A ma visite du matin (neuf heures), je constate l'effet presque instantané du remède; les deux tiers au moins de l'exsudat ont disparu et laissent apercevoir la muqueuse qu'ils recouvraient gonflée, ramollie et d'un rouge bleuâtre ; la toux croupale, plus rare, est grasse, la déglutition plus libre, la langue moins volumineuse. Le pouls à 110 est plus large, l'adynamie moins prononcée. *Merc. cyan.*, *ut supra*, alterné avec quelques doses de *bellad.*

Jusqu'au soir, l'amélioration fait de nouveaux progrès ; le nez se dégage, la douleur du front, qui avait pris un caractère de forte pression, a presque disparu, les glandes tuméfiées ont considérablement diminué de volume, l'endolorissement du col est beaucoup moindre. Les lèvres sont toujours grosses, mais c'est là un effet de l'exanthème cutané. Toutes les quatre heures, une dose de *merc. cyan.*

Le lendemain matin, absence de toute l'éruption diphthéritique et changement parallèle dans tous les symptômes produits par cette complication. Seule, la muqueuse de l'isthme et du pharynx conserve une teinte d'un rouge foncé. La maladie n'offre plus rien de particulier à noter dès ce moment, sauf la grande intensité de l'éruption cutanée. *Mercur. cyan.*, 6ᵉ, a été continué par précaution pendant trois jours, et ensuite *bellad.* seule.

Cette scarlatine a présenté, depuis le troisième jour au soir, de larges plaques d'un rouge foncé, bien déli-mitées et rugueuses au toucher, qui indiquaient une complication de *pourpre miliaire*.

Un confrère allopathe, M. le docteur Couriard, a bien voulu constater au microscope la nature diphthéritique des exsudats des deux observations précédentes.

TROISIÈME OBSERVATION. — Mademoiselle C. de S..., rue Vladimirskaïa, scrofuleuse, âgée de 5 ans, pré-sente les signes prodromiques d'une scarlatine : cépha-lalgie, courbature, frissons, douleurs au pharynx, qui est d'un rouge vif, accablement, peau brûlante, pouls dur, fréquent. *Aconitum*, 3ᵉ, toutes les deux heures, le premier jour ; les deuxième et troisième, *belladona*, 3ᵉ ; les symptômes de la gorge s'étant aggravés, et de larges taches lisses, d'un rouge vif, s'étant montrées sur la peau dès le matin du troisième jour. Le quatrième, l'éruption suit son cours, tout en étant discrète ; mais l'enfant se plaint beaucoup de la gorge qui, en effet, présente une couleur rouge très-foncée, avec gonflement très-prononcé. Les amygdales sont gonflées au point de se toucher ; on voit des taches d'un blanc grisâtre sur la luette, les amygdales, le pharynx ; les glandes salivaires sont douloureuses, un peu tuméfiées ; il y a de rares accès de toux croupale ; l'enfant a perdu tout appétit ; la prostration est grande et le pouls petit vers 125. *Cyan. de mercure*, 6ᵉ, une goutte toutes les deux heures, dès une heure de l'après-midi.

Le soir (sept heures), aggravation modérée de tous les symptômes, mais quelques heures plus tard, l'effet héroïque du médicament commence à se faire sentir d'après le rapport qui m'a été fait le lendemain matin, où je constate une amélioration très-prononcée. Tous les symptômes diphthéritiques sont en train de disparaître. La toux a perdu son caractère croupal, la respiration est libre, la déglutition s'opère plus facilement, les amygdales diminuées de volume, la luette, le pharynx sont libres aux trois quarts de tout exsudat, le pouls est à 90, et l'enfant, moins faible, demande du lait. Continuer le remède en l'alternant avec *bellad.*

La diphthérite a complétement disparu le sixième jour.

Au dixième, l'exanthème cutané avait parcouru toutes ses périodes, et l'exfoliation se fit ensuite par fragments épidermiques si petits, qu'on les eût plutôt rapportés à ceux d'une rougeole, si deux ou trois larges plaques n'avaient pas fait exception.

Quatrième observation. — H..., sœur de la précédente, moins âgée de 15 mois, présente, quelques jours plus tard, les mêmes symptômes généraux et locaux. *Aconitum* et *bellad.* firent les frais du traitement les trois premiers jours. Le quatrième au matin, l'angine couenneuse s'annonçait par des taches répandues sur les amygdales et le pharynx, la tuméfaction des glandes salivaires et une grande prostration. *Merc. cyan.*, 6ᵉ, fut immédiatement administré toutes les deux heures d'abord, ensuite toutes les quatre heures, et le sixième jour de la maladie, troisième de la complication diphthéritique, il ne restait aucune trace de celle-ci.

Cinquième observation. — Mademoiselle ***, Canal-Moïka, 81, âgée de 9 ans, m'est confiée au neuvième jour d'une diphthérite, au moment où l'on attend la mort d'un instant à l'autre. Je consentis à la traiter, après avoir fait mes réserves pour ne pas endosser les conséquences de l'œuvre des allopathes qui avaient soigné l'enfant jusqu'alors. L'examen ne put être que superficiel et rapide à cause de la résolution complète des forces; mais il suffit, pour me convaincre de l'existence d'une diphthérite intense qui de la gorge s'était étendue au larynx et aux bronches. L'odeur fétide de la bouche, la dyspnée, la toux croupale, la lividité du visage, le pouls au delà de 150, l'adynamie extrême, etc., n'indiquaient que trop une fin prochaine. *Cyan. de merc.*, 6ᵉ, administré par gouttes dissoutes dans la plus petite quantité possible d'eau chaude, d'heure en heure, puis à doses progressivement éloignées, agit d'une manière si heureuse et si inattendue, qu'au bout d'une semaine l'enfant entrait en convalescence. Frappé d'un résultat aussi extraordinaire, je la montrai à mon ami, le docteur Couriard, médecin allopathe distingué, qui, après avoir constaté le résultat du traitement, me dit qu'il regardait l'enfant comme hors de tout danger.

Quatre jours plus tard, à ma visite du matin, je la trouvai à l'agonie, succombant à une paralysie foudroyante des poumons. La veille, l'enfant avait refusé sa nourriture et le pouls avait repris de la fréquence. En outre, elle s'était plainte comme d'un poids sur la poitrine qui exigeait d'elle de grands efforts pour accomplir l'acte de la respiration.

PARIS. — IMP. SIMON RAÇON ET COMP., RUE D'ERFURTH, 1.